GUIDE MÉDICAL

DES CONFESSEURS

AUPRÈS DES MALADES.

GUIDE MÉDICAL

DES CONFESSEURS

AUPRÈS DES MALADES

POUR

L'ADMINISTRATION DES SACREMENTS,

OU

RECUEIL DES PRONOSTICS DANGEREUX ET MORTELS DE TOUTES LES MALADIES.

Ouvrage indispensable à Messieurs les Ecclésiastiques et autres personnes charitables qui visitent les malades.

Par M. PARENT-AUBERT,

Médecin-consultant, membre de plusieurs Sociétés religieuses.

Beati qui in domino moriuntur.

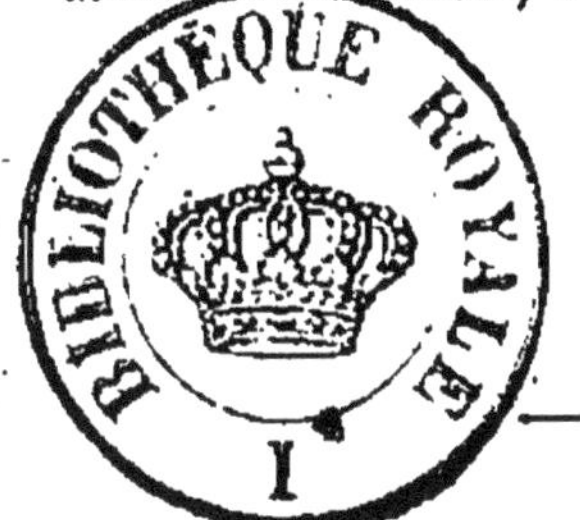

PARIS,

Chez LERICHE, Éditeur, place de la Bourse, 13,

Lacour et Maistrasse, rue St-Hyacinthe-St-Michel, 33,

Et chez l'Auteur, rue Borda-Saint-Martin, 3.

ANNO DOMINI
1845

PRÉFACE.

—

« Quelqu'un parmi vous est-il ma-
» lade, dit l'apôtre St-Jacques, qu'il
» appelle les prêtres de l'église et qu'ils
» prient pour lui, l'oignant d'huile au
» nom du Seigneur, et la prière de la
» foi sauvera le malade, le Seigneur le
» soulagera, et s'il a commis des péchés,

» ils lui seront remis. » On voit par ces paroles de l'apôtre combien il est important d'administrer les sacrements aux malades, c'est ce qui a engagé l'auteur de cet ouvrage à offrir ses faibles lumières à MM. les Ecclésiastiques pour les aider dans ce moment suprême qui peut décider du bonheur ou du malheur éternel de ceux qui doivent quitter ce monde.

Notre mère la sainte Eglise ordonne que ses ministres dispensent les grâces du Seigneur aux malades et à ceux qui désirent mourir en chrétiens ; ils doivent donc connaître les symptômes qui précèdent ce dernier moment; car si la volonté de Dieu n'est pas de laisser plus longtemps sur cette terre, une âme confiée à leurs soins, c'est se faire des amis dans le ciel, que de la disposer à paraître devant ce juge impartial qui doit rendre à chacun selon ses œuvres.

L'expérience médicale fait connaître aux médecins les symptômes qui annoncent une mort certaine , et si , par un heureux hasard, malgré toute prévision, le malade ne succombait pas, il faudrait alors en glorifier Dieu qui, par l'efficacité du sacrement de l'extrême-onction, aurait, comme cela se voit souvent, opéré un miracle en lui rendant la santé, puisque c'est le but de l'institution de ce sacrement de la lui rendre si elle est nécessaire à son salut.

Il est généralement reconnu que MM. les Ecclésiastiques se trompent rarement sur le jugement qu'ils portent pour le retour des malades à la santé ;

mais quand cette œuvre ne servirait que pour les jeunes prêtres, elle peut aussi être utile à ceux qui ont déjà de l'expérience, en les confirmant dans une affaire aussi sérieuse et aussi importante.

L'auteur invite MM. les pasteurs à le seconder dans ses pieuses intentions, d'imiter en cela N. S. *Jésus-Christ* qui a employé toute sa vie au salut des âmes et au soulagement des malades. En effet, rien ne se présente plus souvent dans la vie du Sauveur que le désir et l'empressement qu'il a témoigné à faire des maladies des hommes le sujet ordinaire des miracles qui doivent attester sa mission. Il faudrait ici citer son St-Évangile tout entier, pour prouver à chaque page combien on doit estimer celles de ses œuvres qu'il a préférées aux autres.

Il commence la laborieuse carrière de sa mission par la guérison de plusieurs malades qu'il va chercher parmi le peuple ; le bruit en est bientôt répandu et attire une grande foule qui reçoit également la guérison.

La Judée, la Syrie, informées des merveilles qu'il opère, lui envoyent tous ceux qui sont affligés des diverses sortes de maux, et tous en sont guéris ; le nombre augmente, on le suit, on le presse, on se traîne vers lui pour le toucher, sa charité divine n'en est pas lassée ; il les reçoit avec bonté ; ni la multitude, ni la nature des maux ne le dégoûte ; il impose les mains sur chaque malade qui, à l'instant cesse de l'être ; il fait plus, et va les chercher dans les maisons ; il leur demande s'ils veulent être guéris et n'exige que la foi pour salaire, il se sert même en leur parlant, des expressions les plus tendres. On ne voit pas dans la Sainte-Ecriture qu'il ait donné le nom de fils ou de fille à d'autres qu'à des malades. En vain les Pharisiens murmurent à la vue des guérisons opérées en un jour de sabat, le Seigneur est assez bon pour justifier sa conduite par une parabole. Décidant en présence des docteurs de la loi, qu'il est permis de visiter les malades au jour du sabat, comme les autres jours, en pratiquant lui même ce qu'il vient d'enseigner.

Ce n'est pas seulement à l'occasion du Sabat que N. S. Jésus-Christ distingue les autres œuvres de celles qui ont rapport aux soins des malades, il guérit même dans le Temple de Jérusalem ceux qui se présentent à lui immédiatement après en avoir chassé les marchands, faisant ainsi voir l'usage saint de la maison du Seigneur, après en avoir condamné l'usage profane.

Si des preuves plus péremptoires paraissent nécessaires, il faudrait citer ici l'histoire de Lazare que le Seigneur arrache à la mort, pour sa plus grande gloire (miracle que nous voyons souvent arriver encore de nos jours, après l'administration du sacrement de l'extrême onction), et la fille d'un prince du peuple dont il opère aussi la résurrection.

Enfin, comme souvent MM. les curés peuvent rendre de très grands et très charitables services aux malades et les soulager dans les maladies du corps comme dans celles de l'ame, l'auteur, pour s'associer à cette pieuse intention, a terminé son œuvre par un petit recueil de remèdes dont il a fait l'expérience pour les maladies les plus fréquentes et même dans un danger pressant ; en attendant le médecin, car selon lui, ce passage de la Sainte-Ecriture, peut être appliqué aux ministres du Seigneur :

Rends au médecin ce qui lui est dû ;
le Très-Haut l'a créé.
Car tout remède salutaire vient de Dieu.

N. B. Ce signe † signifie que le malade est en danger.

☠ Signifie que la mort est certaine.

GUIDE

DES CONFESSEURS.

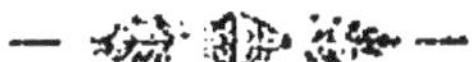

ABCÈS. — Un abcès est dangereux quand il occupe un organe nécessaire à la vie, comme le cœur le foie, les poumons, etc. †

Souvent la mort arrive après l'ouverture des abcès de la poitrine ou du ventre.

ACCOUCHEMENT. — Dieu ayant condamné la femme à enfanter avec douleur; en cette occasion elle satisfait à la justice divine; mais l'accouchement naturel n'est jamais dangereux ; pourtant une femme chrétienne doit alors se mettre en état de grâce, et c'est à son directeur à lui en donner avis. †

Une femme contrefaite et bossue, est toujours en danger dans cette position. Il en est de même quand il faut retourner l'enfant où employer des instrumens, et quand il y a une grande perte de sang. ☠

Un écoulement prématuré des eaux est aussi l'avertissement d'un travail laborieux. †

La faiblesse qui suit la perte de sang si la sueur froide et le refroidissement des mains l'accompagnent, annonce la mort. ☠

Les maladies de poitrine se terminent par la mort après l'accouchement. ☠

Il en est de même de presque toutes les maladies aigües. ☠

Si une maladie aiguë semble s'arrêter pendant la grossesse, elle doit redoubler après. †

La fièvre de lait qui dure plus de trois jours est dangereuse. †

'C'est mauvais signe quand le gonflement du ventre arrive après l'accouchement.

Le délire est aussi très dangereux chez les femmes en couche.

La fièvre continue chez les nouvelles accouchées, dégénère souvent en fièvre putride ou typhoïde. †

Quand les convulsions suivent la perte de sang, c'est signe de mort.

ANÉVRISME. — L'anévrisme du cœur se

termine souvent par la mort occasionnée par la rupture des parois de cet organe, ou des artères qui en sortent, ou celle des veines qui viennent y porter le sang; alors l'épanchement dans la poitrine est la cause de la mort qui est souvent subite et ne laisse pas au malade l'instant de se reconcilier avec Dieu. Heureux ceux qui se préparent à la mort par la pénitence.

On donne aussi le nom d'anévrisme à une tumeur formée par la dilatation d'une artère, accidentellement ou après une saignée mal pratiquée, ce qui exige une opération dont les suites peuvent occasionner la mort. †

APOPLEXIE. — Vulgairement désignée sous le nom de coup de sang. Cette maladie est souvent mortelle, et est caractérisée par une privation plus ou moins complète du sentiment et du mouvement, avec râlement et écume à la bouche. ☠

Celle qui est causée par un coup ou une chûte se termine toujours par la mort. ☠

Si le malade ne reprend pas connaissance après la saignée, et les premiers soins, la mort est certaine avant sept jours. ☠

L'apoplexie des femmes en couche est presque toujours mortelle. ☠

L'apoplexie qui dégénère en paralysie, laisse l'espoir que le malade peut vivre dans cet état. †

Une première attaque peut en faire craindre une seconde, et doit être considérée comme un avertissement du ciel. †

Asphyxie. — Est la mort apparente, occasionnée par la privation d'air respirable. Le séjour dans l'eau, le froid, l'ivresse, surtout l'excès des boissons spiritueuses, la chaleur, le charbon, la strangulation (chez les pendus). La suffocation, l'étranglement par un corps étranger introduit dans la bouche. Les divers états où se trouvent les malades peuvent laisser l'espoir de les rappeler à la vie ; mais il ne faut pas oublier que souvent ils entendent tout ce qui se dit et se fait près d'eux et même les exhortations du confesseur, sans pouvoir y répondre.

Asthme. — L'Asthme est une maladie chronique et qui met les jours en danger quand il passe à l'état aigu. †

L'Athsme qui se termine par une pleurésie, par hydropisie de poitrine ou abcès, est mortel.

Il en est de même de celui qui est avec convulsion et catharre suffoquant. ☠

Si la phthisie succède à l'asthme elle doit conduire lentement à la mort. †

L'enflure des pieds, la faiblesse du pouls, les sueurs froides annoncent que la mort est proche. ☠

AVORTEMENT. — Est plus dangereux en raison de l'époque avancée de la grossesse. †

Celui qui est le résultat de pratiques criminelles est souvent cause de la mort de la la femme. ☠

L'avortement peut occasionner une hémorrhagie mortelle. ☠

BLESSURES. — Les blessures ne présentent un caractère grave, que par la lésion des parties qu'elles occupent, dans ce nombre on peut classer celles du cerveau, du cœur, des poumons, du foie, de l'estomac, du ventre, de la vessie, de l'utérus chez la femme. ☠

Les convulsions dans les plaies de ce genre précèdent la mort. ☠

Il en est de même du vomissement de sang, ou quand le blessé rend du sang par l'anus ou par les urines. ☠

Dans les blessures par armes à feu, si le corps prend une couleur de bile, c'est signe mortel. ☠

Les plaies ou blessures qui pénètrent dans la poitrine ou l'abdomen, sont dangereuses. †

Toute blessure de la moëlle de l'épine est mortelle. ☠

La stupeur dans les blessures de la tête, présage la mort. 💀

Le délire et la fièvre après les blessures de la tête, doivent faire craindre des suites fâcheuses. †

BOUFFISSURE ou cachexie. — C'est une indice de grande faiblesse à la suite de longues maladies. Il en est de même du gonflement œdémateux qui se montre aux paupières, aux jambes, à l'abdomen. †

BRULURES. — La brûlure qui occupe une grande surface de la peau, se termine par la mort avant le troisième jour. 💀

Le délire dans la brûlure est signe mortel. 💀

CANCER. — Est toujours une affection très grave en raison de l'âge, de l'époque de sa durée et de la partie affectée. †

Celui de l'utérus est mortel. ☠

Celui des mamelles est aussi mortel quand il a déjà été extirpé. ☠

CARIE. — La carie des os est toujours la suite de maladies causées par un virus ou une constitution très détériorée et qui doit faire craindre pour les jours du malade. †

CARREAU. — Le carreau est une maladie particulière aux enfans; mais si elle les suit dans l'âge pubère, elle occasionne la mort. †

CARDIALGIE. — La cardialgie qui suit les fièvres malignes, est très dangereuse. †

Celle qui arrive dans les maladies chroniques est signe que la mort est proche.

Quand les extrémités sont froides dans la cardialgie, c'est signe mortel.

CATALEPSIE. — Si la catalepsie dure longtemps, le malade meurt stupide et comme glacé.

CATARRHE PULMONAIRE. — Le catarrhe est mortel si le malade âgé est dans une faiblesse extrême.

Dans le catarrhe, le refroidissement des mains est un signe mortel.

Catharrhe de la vessie. — C'est une maladie fort grave surtout à l'état aigu. †

Céphalalgie. — La céphalalgie continuelle au front et aux tempes est un symptôme fâcheux dans les fièvres et dans la plus part des maladies. †

Charbon et pustule maligne. — Cette maladie qui affecte particulièrement les gens des campagnes, est souvent suivie de la mort.

Choléra-morbus. — Le choléra-morbus est une maladie qui met les jours du malade en danger.

Le Choléra épidémique est plus dangereux que celui qui attaque un seul indi-
vidu.

Il ne faut pas administrer la communion
quand le vomissement est le principal symptôme, mais attendre qu'il soit calmé. Les
crampes et les déjections très-abondantes précèdent toujours la mort.

La couleur bleuâtre du corps et du visage
annonce une terminaison funeste.

Il en est de même de la rétraction du ventre contre la colonne vertébrale, de l'accélé-
ration du pouls, puis de sa faiblesse.

Le malade peut périr en quelques heures,
quand la respiration est accélérée et que le
visage prend un caractère de terreur parti-
culier à cette maladie.

C'est encore un signe funeste quand une sueur poisseuse et froide succède à une chaleur brulante de la peau. ☠

COLIQUE. — La colique à laquelle survient la convulsion et l'inflammation est très-dangereuse. †

La colique de plomb ou des peintres est très-dangereuse. †

Celle qui est accompagnée de convulsions et renversement du corps est mortelle. ☠

COMMOTION. — La commotion est toujours dangereuse, surtout celle qui suit les coups, les chûtes. ☠

Consomption. — La consomption est le symptôme de maladie cachée. †

Celle qui accompagne la lésion d'un viscère indispensable à la vie, comme les poumons, le cœur, est signe mortel.

Constipation. — La constipation qui dure longtemps est dangereuse. †

Si après la constipation la diarrhée succède, et si le malade rend comme des morceaux de chair, la maladie est dangereuse.

Si le dégoût et lafièvre viennent dans la constipation, le malade est en danger. †

Convulsion. — La convulsion qu'accompagne la frénésie ou transport au cerveau, est un signe mortel.

La convulsion et le hoquet, après une abondante évacuation, est très dangereuse.

La convulsion qui suit les grandes pertes de sang est mortelle.

La convulsion après les insomnies est très dangereuse.

CONVULSION, COUP, CONTUSION. — C'est un signe fâcheux quand l'assoupissement succède à un coup reçu sur la tête. †

Il en de même si le malade rend du sang par le nez ou les oreilles. †

CRACHAT. — Le crachement de sang ou hémoptysie est toujours dangereux. Il est souvent symptôme de maladie de poumons. †

Le crachement de sang dans les blessures est souvent mortel. ☠

Il est dangereux dans la pleurésie, la péripneumonie. †

Il est mortel dans la phtisie. ☠

Le crachat sanguinolent est dangereux. †

Si, dans une pleurésie ou une pneumonie, le malade ne crache pas, c'est signe fâcheux. †

Les crachats noirs et fétides sont signes mortels. ☠

CRAMPES — Les crampes dans les maladies du ventre, comme le choléra morbus, sont toujours une fâcheuse complication. †

3*

DÉGLUTITION. — Plus la déglutition est difficile, plus la vie est en danger. †

La déglutition, quand les boissons semblent tomber dans un vase, est un signe que la mort est proche. ☠

Déglutition qui dépend de la paralysie de l'estomac est dangereuse. †

DÉJECTIONS. — Les déjections, couleur jaune d'œuf, verdâtres, noires et fétides, sont dangereuses dans les maladies aiguës. †

Il est dangereux de rendre les aliments à demi digérés. †

Les déjections qui sont écumeuses et pleines de mousse sont aussi très mauvaises. †

Si, après les déjections abondantes, le

ventre se gonfle et est très dur; c'est signe de
mort. ☠

En toutes maladies, les déjections sont
dangereuses; si le malade épuisé rend des
matières semblables à la poix, ou du sang
noir, il doit bientôt mourir. ☠

Les déjections abondantes annoncent la
mort dans la pleurésie. ☠

Les déjections trop abondantes, à la suite
de toutes maladies longues, annoncent la
mort. ☠

La diarrhée précède la mort chez les poitrinaires. †

DÉLIRE. — Le délire est un symptôme
toujours dangereux dans les maladies. †

Le délire qui cesse tout à coup dans une maladie annonce la mort. ☠

Le délire triste est plus dangereux que celui où le malade ne fait que chanter et rire. †

Le délire qui arrive aux plaies des articulations et aux grandes blessures est mortel. ☠

Le délire, aux fièvres et aux affections cérébrales, est presque toujours précurseur de la mort. ☠

Le délire qui complique les maladies inflammatoires est souvent mortel. ☠

Le délire chronique constitue souvent le premier degré de l'aliénation mentale. †

Le délire qui succède à l'ivresse est mortel, ☠

Le délire qui cesse brusquement, pour faire place à l'assoupissement, est précurseur de la mort. ☠

DIABETÈS. — Le diabetès est une maladie fort grave qui conduit souvent à la mort par le marasme. †

DIARRHÉE. — Voyez *Déjections*.

DISLOCATION. — La dislocation ou luxation de la tête avec la colonne vertébrale est mortelle. ☠

DYSSENTERIE. — La dyssenterie qui succède à l'hydropisie est mortelle. ☠

La dyssenterie qui fait place à une excrétion de matières noires, annonce la gangrène des intestins, et par cette raison la mort. ☠

La dyssenterie accompagnée de douleur dans la région de la rate, avec cardialgie e hoquet, se termine par la mort. ☠

La dyssenterie épidémique est plus dangereuse que celle qui se développe par accident, ou par prédisposition du sujet. †

La dyssenterie est souvent mortelle aux personnes âgées. ☠

La dyssenterie qui se supprime tout à coup, avec tension du ventre et grandes douleurs, est ordinairement mortelle. ☠

DYSURIE. — La dysurie est dangereuse,

surtout quand elle accompagne comme symptôme une autre maladie. †

ENFLURE. — L'enflure est toujours un symptôme de faiblesse et de danger dans les maladies. †

EMPOISONNEMENT. — L'empoisonnement par les acides nitrique ou sulfurique (eau forte, vitriol), doit toujours être mortel ; car les acides désorganisent toutes les parties qui sont en contact avec eux. ☠

L'empoisonnement est toujours dangereux, mais plus ou moins, en raison du poison introduit dans l'économie animale. †

C'est un symptôme mortel quand les convulsions, le refroidissement des mains et des pieds, le délire, compliquent l'empoisonnement.

« Si le ministre du Seigneur arrivait
» avant le médecin, il serait prudent à lui
» de tâcher de faire vomir le malade, sur-
» tout si le poison était pris depuis peu de
» temps ; en donnant de l'eau tiède en
» abondance, et introduisant les doigts dans
» la bouche. »

Voir le *Dictionnaire de santé* de l'auteur, article *Empoisonnement*

Dans l'empoisonnement par le charbon en vapeur, ou par tout autre gaz où il y a asphyxie, il faut donner de l'air, en ouvrant les portes et fenêtres, et même mettre le malade dans un jardin ou une cour, si cela est possible.

Le coma et l'assoupissement profond, dans

l'empoisonnement, annoncent un grand danger. ☠

L'empoisonnement qui semble terminé par une guérison laisse souvent une maladie qui conduit lentement à la mort. †

ÉPILEPSIE. — L'épilepsie doit toujours faire craindre la mort dans une attaque. †

L'épilepsie, compliquée d'apoplexie, doit faire craindre la mort. †

L'épilepsie, dont les attaques sont fréquentes et longues, où la respiration est difficile et accélérée, et laisse le malade dans un état cataleptique, est très à craindre. †

L'épilepsie qui succède à l'ivresse est souvent mortelle. ☠

N. B. L'écume que le malade rend par la bouche, sert à distinguer l'épilepsie de l'hystérie chez les femmes, et en général, de toutes les affections nerveuses.

Érysipèle, — L'Érysipèle, surtout celui de la face, peut occasionner la mort, par l'inflammation du cerveau. ☠

L'érysipèle qui disparait subitement, doit faire craindre pour les jours du malade. †

L'érysipèle qui se termine par gangrène est dangereux. †

L'érysipèle accompagné de délire ou de prostration extrême est signe mortel. ☠

Esquinancie. — L'esquinancie (et toutes les maladies de la gorge) sont dangereuses chez les gens sanguins et qui ont le cou court. †

L'écume à la bouche est un symptôme mortel dans l'esquinancie.

S'il se fait un transport des humeurs sur le poumon dans l'esquinancie, il y a danger de mort.

Si dans l'esquinancie le malade est assoupi et que la déglutition devienne impossible, il y a suffocation et la mort arrive bientôt.

L'esquinancie qui succède à la fièvre est mortelle.

ÉVACUATION. — Une trop grande évacuation est dangereuse si le hoquet et le dé-

lire ou la prostration lui servent de complication. ☠

ETERNUMENT. — L'éternument est signe
fâcheux quand il arrive souvent dans l'érysipèle. †

ETOUFFEMENT. — L'étouffement est un
symptôme dangereux dans l'asthme, la pleurésie et les maladies du cœur. †

EVENTRATION. — Ou hernie par l'om-
bilic, si elle n'est pas réduite, peut occasionner la mort en peu de temps. ☠

Fièvre. — Dans la fièvre, si le malade est brûlant et a une grande soif et les extrémités froides, c'est signe dangereux. †

Si le marasme et le dépérissement viennent compliquer la fièvre, cela indique que le malade doit succomber. ☠

Si le malade qui a la fièvre ne voit ni n'entend et a les ailes du nez très dilatées, avec convulsions des yeux et des sourcils, c'est signe mortel. ☠

C'est également signe mortel quand la suffocation complique la fièvre. ☠

De même, si le délire arrive avec la suffocation. ☠

Si le malade pleure involontairement dans la fièvre ou dans la maladie, c'est un mauvais signe. †

4*

Les pleurs et convulsions en dormant, sont signes mortels. ☠

Dans la fièvre, la respiration entrecoupée est un signe dangereux. †

Dans la fièvre typhoïde, le tremblement des mains et le hoquet sont signes dangereux. †

L'urine crasse, noire, huileuse, avec dépôt est signe de mort dans les fièvres. ☠

Convulsion dans les fièvres avec grandes douleurs au ventre est mauvais signe. †

La terreur et la crainte, avec délire sombre, c'est signe mortel. ☠

Les songes tristes sont dangereux, ainsi que les cris pendant le sommeil. †

Les grandes sueurs qui ne soulagént point, doivent faire craindre pour les jours du malade. †

Les yeux fixes et l'air pensif, ne pronostiquent rien de bon dans les fièvres. †

Si le malade déjà épuisé par la fièvre, accuse un grand froid, c'est signe mortel. ☠

Les taches et les bubons sont des signes fâcheux aux fièvres. †

La fièvre maligne ou putride est toujours dangereuse. †

La fièvre hectique qui succède à la fièvre putride est mortelle. ☠

Dans les fièvres, si les cheveux tombent, que le visage soit décharné, avec flux et gonflement du ventre, enflure des jambes, la mort est proche. ☠

Dans la fièvre continue, si le corps est froid, l'intérieur brûlant et la soif ardente, c'est signe mortel. ☠

La jaunisse est signe fâcheux dans les fièvres lentes. †

Les excréments livides, puants et bilieux, sont toujours des signes fâcheux dans les fièvres. †

La fièvre ardente est pernicieuse aux vieillards. †

La noirceur de la langue, la saleté de la bouche, des dents et des lèvres, est un très mauvais signe dans les fièvres. ☠

Le grincement des dents et les soupirs,

ainsi que les cris plaintifs, sont des symptômes dangereux. ☠

La sécheresse de la bouche, ou le défaut
de soif, sont également signes fâcheux aux
fièvres. †

Si le malade qui a une fièvre quelconque,
rend ses urines involontairement, ainsi que
ses matières fécales, il est en danger. †

La fièvre de lait qui se complique de diarrhée et de transport au cerveau, est très dangereuse. †

Le dégoût et la stupeur sont signes d'affection typhoïde. †

Il en est de même d'un gargouillement
dans le côté droit du ventre et du saignement
de nez. †

Quand les malades attaqués de fièvre (ou de toute maladie grave), ramassent leurs draps, veulent prendre quelque chose à la muraille, ou croient voir des fantômes et des choses qui n'existent pas., c'est signe mortel.

FISTULE A L'ANUS. — Si le délire suit l'opération de la fistule à l'anus, la mort est assurée.

La fistule, ou même l'abcès à l'anus, chez les poitrinaires est toujours un signe précurseur de la mort. †

FOIE. — Toutes les maladies du foie sont graves et souvent mortelles. †

La dureté de la région du foie est un symptôme fâcheux dans ses maladies. †

Un abcès au foie est souvent mortel. ☠

La couleur bilieuse de la face, celle des urines et des excréments sont de fâcheux symptômes aux maladies du foie. †

L'hydropisie est mortelle aux maladies du foie. ☠

Le flux de sang est également mortel dans les maladies du foie. ☠

Le hoquet est un symptôme très grave aux maladies du foie. †

Délire et convulsions précèdent la mort dans le flux de sang aux maladies du foie. ☠

La tristesse est un symptôme fâcheux aux maladies du foie. †

Il en est de même de la maigreur extrême. †

Les blessures du foie deviennent presque toujours mortelles. ☠

L'inflammation chronique ou obstruction du foie, conduit souvent à la mort par l'hydropisie. †

FRACTURES. — Les fractures des os de la tête, par suite d'un coup ou chute sur cette partie, occasionnent la mort, surtout si le délire et plus tard l'assoupissement viennent compliquer les autres symptômes. ☠

Les fractures des bras et des jambes ne peuvent occasionner la mort du blessé, que quand elles sont le résultat de l'écrasement de l'os, et qu'elles nécessitent l'amputation. †

La fracture des os du bassin est toujours grave et met en danger les jours du blessé. †

Le vomissement de sang est signe fâcheux dans les fractures. †

C'est encore mauvais signe si le blessé rend du sang par le nez et les oreilles, dans les fractures des os du crâne. †

FRISSON — Le frisson est un symptôme fâcheux qui précède les complications dans les blessures et dans les maladies aiguës, surtout au début. †

Le frisson qui arrive à un malade fort affaibli, est un signe mortel. ☠

Le frisson qui n'est pas suivi de chaleur est mauvais. †

Dans une fièvre aiguë, le frisson qui est suivi d'affection comateuse, est mortel. ☠

Dans une longue maladie, les frissons irréguliers marquent abcès interne ou complication qui doit faire craindre la mort. †

Celui qui suit les hémorrhagies , les indigestions, est un indice que la maladie doit se terminer peu favorablement. †

Les frissons fréquents au commencement d'une fièvre aiguë, marquent la malignité et sont très mauvais. †

GANGRÈNE. — La gangrène est une fâcheuse complication dans les blessures, après

...tiée opération, aux plaies, aux ulcères, morsures, etc.. †

La gangrène des parties internes et celle des viscères, comme le cœur, les poumons, le foie, la vessie, l'utérus, etc., est mortelle. ☠

GASTRITE. — La gastrite qui est chronique est dangereuse. †

Celle qui passe à l'état aigü est presque toujours mortelle. ☠

Il en est de même quand la gastrite est le résultat de l'empoisonnement. ☠

GOUTTE. — La goutte qui se transporte

sur un organe important, et que l'on nomme vulgairement goutte remontée, occasionne souvent la mort à l'instant même. ☠

La goutte doit toujours donner des craintes pour la mort et subitement. ☠

GROSSESSE. — voyez *Accouchement.*

J'ai dit que les maladies, par un admirable effet de la bonté de Dieu, semblent suspendre leurs progrès chez les femmes en couche, mais elles redoublent après l'accouchement. †

HALEINE. — L'haleine froide et la respiration petite pendant l'accès chaud de la fièvre, sont de mauvais signes. †

L'haleine fétide qui ne dépend pas du mauvais état des dents, est signe de maladie de l'estomac, †

Haleine fétide dans les maladies, est de mauvais présage, surtout si le malade n'est pas dans l'habitude de l'avoir ainsi. †

HÉMORRHAGIE. — L'hémorrhagie peut donner la mort en peu de temps, quand elle est le résultat de l'ouverture des grosses artères.

« Si le prêtre était arrivé avant le médecin,
» il devrait tâcher d'arrêter le sang, en exer-
» çant une compression sur l'artère ouverte,
» surtout dans les blessures par arme à feu,
» ou les coups d'épée au bras en haut, à la
» partie interne, et à la cuisse ou les artères
» ouvertes donnent un jet de sang très
» gros. »

Les blessures internes peuvent donner lieu à des épanchements mortels. Le gonflement du ventre et la pâleur du visage précèdent alors la mort. ☠

L'hémorrhagie dans une fièvre pourprée, ou dans le scorbut, soit par le nez ou par la bouche, est de funeste présage. †

L'hémorrhagie qui ressemble à une sueur de sang dans le scorbut, est mortelle. ☠

HERNIE. — La hernie étant formée par le déplacement d'un organe hors de sa cavité, est une maladie très grave. †

La hernie qui n'est pas réduite à temps occasionne bientôt la mort. ☠

Si le médecin est forcé de pratiquer une opération, il y a danger de mort. ☠

Le vomissement est un symptôme fâcheux dans la hernie. †

Le vomissement de matières fécales est encore plus grave. ☠

Si la gangrène se met à l'intestin, il y a danger de mort. ☠

Hoquet. — Le hoquet est symptôme grave dans la hernie. †

Le hoquet est dangereux après une violente purgation. †

Le hoquet occasionné par l'inflammation du foie est dangereux. †

Le hoquet dans les fièvres pestilentielles est mortel. ☠

Le hoquet qui suit le vomissement est dangereux. †

Le hoquet est mortel dans la gangrène.☠

HYDROPISIE. — L'hydropisie est toujours une maladie grave. Celle qui est symptôme de maladie organique, est mortelle. †

Dans l'hydropisie, s'il survient un cours de ventre, avec rétention d'urine, difficulté de respirer et râlement, c'est signe mortel. ☠

Si le malade éprouve une chaleur extrême, c'est signe de mort. ☠

L'hydropisie qui survient à une rupture de vaisseaux est mortelle. ☠

L'hydropisie avec toux, pouls petit et râlement, est mortelle. 💀

Une grande oppression avec inquiétude est signe mortel. 💀

L'hydropisie, suite de la maladie de la rate ou du foie, est mortelle. 💀

Les selles noires dans l'ydropisie annoncent la mort. 💀

La toux est un mauvais signe. †

Les abcès ou taches aux jambes, dans l'hydropisie annoncent la mort. 💀

Les marques de gangrène aux jambes, dans l'hydropisie, annoncent une disposition gangréneuse qui doit déterminer la mort. †

L'hydropisie de poitrine, hydrocéphale ou

hydropisie du cerveau, ne guérissent presque jamais. †

L'hydropisie, après la jaunisse invétérée, est presque toujours mortelle. †

L'hydropisie qui vient à la suite de fièvres lentes, où les urines sont noires, roses et briquetées, est mortelle. †

Si la diarrhée qui arrive aux hydropiques ne désenfle point le ventre, et que les matières soient crues, le malade meurt bientôt après. †

Les faiblesses, dans l'hydropisie de poitrine, sont ordinairement mortelles. †

La difficulté de respirer, qui augmente malgré les évacuations est un mauvais présage. †

HYDROPHOBIE. — Voyez *Rage*.

HYSTÉRIE. — Maladie nerveuse chez les femmes attaquées de nerfs, vapeurs, affections rarement dangereuses, souvent simulées. (J'ai déjà dit que l'écume à la bouche était le principal symptôme caractéristique de l'épilepsie entre toutes les maladies nerveuses. †

INDIGESTION. — L'indigestion est souvent mortelle aux vieillards et à ceux qui relèvent de maladie. †

ICTÈRE. ou **JAUNISSE.** — est souvent un des symptômes des maladies de la rate ou du foie, et, si l'hydropisie arrive, elle est mortelle. †

L'Ictère, causée par une trop grande abondance de bile, est souvent cause de fièvre bilieuse et même de choléra morbus. †

Le vomissement et hoquet son alors signes fâcheux.

INFLAMMATION. — ou phlegmasie est dangereuse en raison de la partie qui en est affectée. †

L'inflammation du poumon est dangereuse et souvent mortelle. †

L'inflammation du poumon, dans la pleurésie, est de mauvais présage. †

L'inflammation du foie, de la rate, du cerveau, du bas-ventre, de la vessie, des reins, du péricarde, des intestins, du péritoine, etc., peut occasionner la mort. †

L'inflammation suivie d'hydropisie ou d'épanchement, est dangereuse. †

Intestins. — Les plaies des intestins sont toujours dangereuses. †

Si les matières sortent par la plaie, le danger est grand. ☠

Ischurie ou rétention d'urine. — L'ischurie est toujours dangereuse en raison de ses causes et de ses complications. †

L'Ischurie, accompagnée d'abcès urineux, est souvent mortelle. ☠

L'Ischurie avec avec abcès et gangrène, est mortelle. ☠

Si la rétention d'urine devient totale, et que le malade ne sente pas son mal, c'est signe mortel. ☠

L'Ischurie qui dure longtemps est mortelle. ☠

Le tenesme qui se joint à l'Ischurie est dangereux. †

(Voir *Ivresse* après la lettre *i*, à la fin des pronostics.)

LANGUE. — La langue qui est noire est

un mauvais symptôme dans les maladies, surtout dans la fièvre typhoïde. †

Il en est de même quand elle est sèche, avec fissure et comme brûlée. †

La langue tremblante, dans une maladie aiguë, est signe de mort. ☠

La langue froide au toucher est un symptôme fâcheux. †

La langue baveuse et qui ne permet pas au malade d'articuler des sons, est signe de grand danger. ☠

Celle qui est bilieuse est aussi signe fâcheux. †

LÈVRES. — Les lèvres pendantes et livides annoncent la mort. ☠

Luxation. — La luxation de la tête sur la colonne vertébrale est toujours mortelle. ☠

La luxation de la mâchoire qui n'est pas réduite à sa place, occasionne la mort. †

Mal du pays ou Nostalgie. — Cette maladie conduit lentement le malade à la mort, s'il ne peut en faire cesser la cause. †

Métrite. — Inflammation de l'utérus à l'état aigu, se termine souvent par la mort. ☠

Morve. — La morve chez l'homme est toujours mortelle. ☠

Dans la morve, un flux nasal mêlé de sang, et l'extrême fétidité de l'haleine, l'assoupissement et les faiblesses du pouls annoncent que la mort est proche. †

MARASME. — Le marasme précède la mort. †

MÉLANCOLIE. — La mélancolie, avec abattement des forces, opiniâtreté à ne pas manger, est signe fâcheux dans les fièvres et autres maladies. †

MÉMOIRE. — La mémoire qui se perd subitement présage l'apoplexie †

Mémoire perdue, avec convulsions, annonce la mort.

Noyés. — Voyez *Asphixie.*

Onanisme ou masturbation. — L'onanisme conduit presque toujours lentement à la mort. C'est dans le traitement de cette funeste habitude que les conseils d'un sage directeur peuvent plus que toutes les ressources de la médecine. Il est des vieillards qui ont cette maladie et qui n'osent l'avouer ni au médecin de l'âme, ni à celui du corps, et qui, par cette raison, peuvent mourir en péché mortel. †

Opérations. — Presque toutes les opérations peuvent occasionner la mort des malades par des complications qui arrivent souvent. †

Il faut compter au nombre des opérations

dangereuses pour la vie, l'amputation de la cuisse, du bras, de la jambe, plus particulièrement celle qui se fait dans l'articulation, l'opération de la pierre, la ponction, etc. †

Si le visage prend une couleur bilieuse, après une opération, la mort est proche.

La gangrène et la pourriture d'hopital mettent les jours du malade en danger; il en est de même du dévoiement, du délire, des convulsions, du tétanos, etc.

L'ouverture d'un abcès au foie est bien souvent suivie de la mort. †

Après l'extirpation de l'œil, les convulsions ou le délire annoncent l'inflammation du cerveau et la mort.

OPHTHALMIE. — L'ophthalmie qui gagne le cerveau est souvent mortelle †

C'est un mauvais signe quand l'ophthalmie succède aux coups ou blessures de la tête. †

PALPITATIONS. — Les palpitations qui se renouvellent souvent indiquent une maladie du cœur. †

Les palpitations fréquentes dans les maladies du cœur, et qui sont suivies de syncopes, enlèvent bientôt le malade. †

La palpitation dans l'empoisonnement est très dangereuse.

Celle qui dure longtemps menace de mort subite par rupture du cœur. †

PANARIS. — Le panaris qui se complique de gangrène et de convulsions, peut occasionner la mort. †

Le panaris qui occasionne l'enflure de tout le bras, quand cette enflure gagne l'aisselle, est dangereux. †

PARALYSIE. — La paralysie est une maladie fort dangereuse. †

Celle qui succède à l'apoplexie est parfois mortelle. †

Celle qui occasionne l'apoplexie est souvent cause de mort. †

Celle qui affecte un seul côté est moins dangereuse. †

La perte de parole, le hoquet, le grincement de dents et les déjections involontaires de l'urine ou des matières fécales sont des signes mortels dans la paralysie. †

La paralysie des muscles de la poitrine est mortelle en portant un obstacle à la respiration. †

La paralysie de la langue et de la déglutition est signe fâcheux dans les maladies. †

PAROTIDES. — Les Parotides ou abcès au cou, qui viennent compliquer les fièvres, ne présagent rien de bon, si elles disparaissent tout à coup. †

PAUPIÈRES. — Les paupières livides et comme renversées précèdent la mort..

Une des paupières renversée, annoncent souvent une affection cérébrale de son côté de la tête. †

La peau terreuse, dans les maladies longues, annonce une fâcheuse terminaison. †

La peau comme gluante et froide est signe funeste dans les fièvres. †

La peau brûlante est signe de fièvre. †

Les taches de la peau qui disparaissent brusquement, si le délire arrive, annoncent un changement souvent mortel. †

La peau froide est toujours signe fâcheux. †

Ceux qui ont alternativement la peau chaude et froide sont en danger. †

Si la peau change de couleur autour des yeux, aux extrémités et au ventre, c'est signe de mort. ☠

La couleur bleuâtre de la peau, dans le choléra-morbus, est un symptôme très grave et souvent mortel. †

PESTE. — Dans la peste, les bubons, les gangrènes et les taches livides sont de fâcheux symptômes. †

Le charbon qui complique un bubon est mortel. ☠

Si la déglutition est empêchée par les bubons des oreilles, le malade mourra bientôt. ☠

S'il survient au pestiféré un pissement de sang, c'est signe de mort. ☠

Ceux qui contractent la peste ou autre maladie contagieuse par frayeur, meurent presque toujours. †

Plus il y a de bubons dans la peste, et plus le danger est grand. †

La roupie au nez, chez le pestiféré, est un signe mortel. ☠

Il en est de même du nez et des extrémités froides. ☠

Quand les bubons viennent à disparaître brusquement, le hoquet qui survient est dangereux. †

Le délire, avec les yeux rouges et secs, et la langue aride, sont de mauvais signes. †

Si l'haleine est fétide, les extrémités froides, avec de fréquents vomissements et des syncopes, la mort est proche. ☠

PÉRIPNEUMONIE. — La péripneumonie qui succède à la fièvre ardente annonce une mort prochaine. ☠

Dans la péripneumonie, le crachement d'un sang noir, les narines retirées, les yeux enflammés et hors de la tête, la langue noire et sèche, le battement des artères temporales, l'insomnie, la parole entrecoupée, annoncent la mort. ☠

Il en est de même si les ongles noircissent et se recourbent. ☠

La péripneumonie est presque toujours mortelle aux vieillards. ☠

La péripneumonie qui se complique du délire est mortelle. ☠

PEUR. — La peur et l'agitation extrême,

avec convulsions dans les fièvres, sont de fâcheuses complications. †

PHRÉNÉSIE. — Dans la phrénésie, la constipation du ventre et la suppression des urines, sont des signes fâcheux. †

C'est également mauvais signe quand, dans la phrénésie, les urines deviennent troubles, avec contraction des muscles des mâchoires. †

PHTHISIE. — Si, dans la phthisie, le malade crache du pus et a des sueurs la nuit, avec dévoiement et maigreur extrême, il ne peut échapper à la mort que par la volonté de Dieu.

Les cheveux qui tombent aux phthisiques annoncent la mort.

L'enflure des jambes aux phthisiques est signe mortel. ☠

Les défaillances et faiblesses annoncent une mort prochaine. ☠

L'extinction de voix qui vient compliquer les autres symptômes, est signe de mort. ☠

Les caprices et envies de manger certaines choses, et les projets que forment les poitrinaires pour un temps très éloigné, ne pronostiquent rien de favorable à la guérison. †

Si le phthisique rend du sang en abondance par la bouche, il ne peut aller loin. ☠

Si une femme enceinte est attaquée de maladie de poitrine, elle doit mourir immédiatement après son accouchement. †

PIERRE. — La pierre est une maladie dangereuse et qui est souvent mortelle, quand on pratique une opération et que le malade est âgé, ou déjà affaibli par les douleurs.

PLAIES. — Voyez *Blessures*.

POLYPE. — Le polype du cœur est mortel et souvent cause de mort subite. Rien ne peut distinguer cette maladie des autres affections du cœur. †

PLEURÉSIE. — La pleurésie, avec épanchement dans la poitrine est souvent mortelle.

Le crachement d'un sang noir et fétide est signe de gangrène et de mort.

La pleurésie compliquée de pneumonie est très souvent mortelle. ☠

Dans la pleurésie, si le malade ne peut respirer, tant la douleur de côté est grande et la fièvre ardente, il est en danger. †

La pleurésie qui vient compliquer l'asthme est mortelle. ☠

La pleurésie qui succède à une autre maladie est dangereuse. †

La diarrhée est un signe mortel dans la pleurésie. ☠

Si le pleurétique ne peut cracher, c'est mauvais signe. †

La pleurésie qui succède à l'érysipèle est mortelle. ☠

La pleurésie est pernicieuse aux vieillards

et aux buveurs, surtout ceux qui font abus de liqueurs fortes. †

La pleurésie du côté gauche est plus dangereuse que celle du côté droit. †

Le hoquet est une complication fâcheuse dans la pleurésie. †

PNEUMONIE. — La pneumonie est plus dangereuse que la pleurésie. †

La pneumonie est plus grave chez les individus très sanguins que chez ceux qui le sont moins. †

Le délire et l'extinction de voix sont de fâcheux symptômes à la pneumonie.

N. B. Les symptômes graves de la pleurésie peuvent s'appliquer à ceux de la pneumonie ; mais ils pronostiquent toujours un danger plus grand.

Voyez *Polypes*. I.

POULS. — Plus le pouls est petit et dur, plus il y a danger. †

Le pouls vif et qui semble s'arrêter est dangereux. †

Le pouls inégal et palpitant est signe fâcheux aux fièvres.

Le pouls qui paraît remonter est mortel. †

Le pouls accompagné de chaleur à la peau,

si elle est comme huileuse, est signe de maladie grave. †

La vitesse du pouls est un signe d'excitation nerveuse. †

Dans toutes les affections aiguës le pouls est fréquent, surtout au début. †

L'augmentation toujours croissante du pouls, comme cent cinquante pulsations, indique une terminaison funeste. †

Dans les maladies de la tête, si le pouls semble diminuer de vitesse et comme comprimé, c'est un signe fâcheux. †

Le pouls tremblottant est signe que la mort est proche.

N. B. Le nombre des pulsations est variable suivant les âges, et diminue progressivement depuis la naissance jusqu'à la vieillesse. Dans les premières années de la vie, on compte par minute de 120 à 140 pulsations. Vers l'âge de 5 à six ans, 100 à 106 ; à sept ans, 90 à 95 ; à l'âge pubère, environ 80 ; dans l'âge adulte, de 65 à 75 ; à 60 ans, 60 ; dans la vieillesse, 50 et au-dessous. Les pulsations sont, en général, plus fréquentes chez l'homme que chez la femme. Très vives chez l'enfant.

PTYALISME. — Le ptyalisme qui arrive et cesse tout à coup, dans la petite vérole des adultes, est signe fâcheux. †

PULMONIE. — Le délire dans la pulmonie est signe mortel. ☠

Voyez *Phthisie.*

PUSTULES. — Les pustules qui paraissent sur le corps au commencement d'une maladie aiguë, sont dangereuses si elles sont livides et noires, elles sont mortelles. ☠

Si les pustules disparaissent brusquement, c'est mauvais signe. †

RAGE. — Quand la rage est bien déclarée chez l'homme, par l'envie de mordre ou de frapper, l'horreur pour les liquides et les corps polis, quand il y a convulsion, écume à la bouche, la mort est certaine. ☠

La rage est encore une de ces maladies où le moindre retard peut occasionner la mort du malheureux qui a été mordu par une personne ou un animal que l'on est bien assuré être atteint de la rage. Il faut, sans perdre de temps à faire une foule de remèdes toujours nuisibles en ce qu'ils font perdre le temps, commencer par faire saigner la plaie en la pressant, puis la laver avec de l'eau salée ou de l'eau de savon, y plonger à plusieurs reprises un fer rougi à blanc et donner à l'intérieur cinq à six gouttes d'alcali volatil dans un verre d'eau sucrée.

RALEMENT. — Le râlement dans les fièvres aiguës est un signe mortel.

Le râlement dans la pleurésie et la péripneumonie est un signe mortel.

REINS. — Le pissement de sang dans les maladies de reins est signe fâcheux. †

Si le vomissement de bile, le délire arrivent compliquer les maladies des reins, alors si les extrémités sont froides, la mort est proche. ☠

RESPIRATION. — La respiration rare et petite, avec l'haleine froide, est un signe mortel ☠

La respiration froide dans les fièvres est un signe que la mort est prochaine. ☠

La respiration qui se fait avec un râlement, dans les fièvres, est un signe mortel. ☠

Plus la respiration paraît difficile et s'éloigne et plus il y a de danger dans les fièvres. †

La respiration tremblante, avec un pouls

8

inégal, intermittent, déréglé et défaillant, est très dangereuse, si la syncope s'y joint. ☠

RÉTENTION D'URINE. — La rétention d'urine, quand elle dure longtemps, peut occasionner la rupture de la vessie et la mort. ☠

RHUMATISME. — Le rhumatisme qui se transporte sur une partie essentielle à la vie, comme le cœur ou les poumons, est mortel. ☠

SCORBUT. — La difficulté de respirer, l'enflure des jambes et les hémorrhagies considérables, sont signes mortels dans le scorbut. ☠

Le scorbut est souvent suivi de mort chez les vieillards. ☠

SCROFULE. — La maladie scrofuleuse est presque toujours incurable quand elle passe l'âge pubère. †

Dans la maladie scrofuleuse, les glandes au cou et la toux, indiquent que le malade doit succomber à la phtisie. ☠

Le gonflement du ventre est également signe facheux, ainsi que la maigreur extrême. †

Si le scrofuleux a la diarrhée et est très faible, il doit y succomber. ☠

Le scrofuleux qui crache du pus est en danger de mort. ☠

SOMNAMBULISME (1). — Quand le somnam-

(1) Par décret du 21 avril, approuvé par Sa Sain-teté, la congrégation générale de l'inquisition ro-maine vient de défendre. comme immoral, l'usage du magnétisme animal.

SERIA IV. — *Die 21 aprilis* 1841.

« In congregatione generali, S. Romanæ et uni-
» versalis inquisitionis habita in conventu S. Ma-
» riæ supra minervam coram eminentissimis eccle-
» siæ cardinalibus inquisitionis, proposita supra
» dicta instancia, iidem éminentissimi et reveren-
» tissimi DD. dixerunt : usum magnetissimi, pro
» ut exponitur, non licere. »

Suit l'approbation en latin du souverain pontife.

Journal des Connaissances médico-chirurgicales.
Septembre 1841.

bulisme (magnétisme) est le résultat des manœuvres dangereuses de certains imposteurs étrangers à la médecine, il peut produire des accidents fort graves ; et d'ailleurs, il est incompatible avec la décence et la modestie.

Squirrhe. Voyez *Cancer*.

Signes dangereux.

Quand un malade est abattu par une longue maladie, qu'il balbutie comme un homme ivre, si une paralysie de la langue n'a pas précédé, c'est un signe dangereux. †

Lorsque dans une maladie longue, les jambes et les cuisses enflent, et que le malade est dans une grande prostration, c'est un signe dangereux. †

Quand un malade perd subitement l'usage de tous les sens, c'est un signe dangereux. †

SIGNES MORTELS. — La parole perdue, les yeux qui deviennent larmoyants, le nez qui se rétrécit, les extrémités froides, la respiration presque nulle, sont signes mortels.

Voici, d'après le docteur Pichard, les signes qui distinguent la mort réelle de celle qui n'est qu'apparente.

1° Absence du sentiment.

2° *id.* de la contractilité.

3° *id.* de la circulation (cessation des battements du cœur et du pouls).

4° *id.* de la respiration.

5° Le refroidissement.

6° L'aspect adynamique de la face.

7° La toile glaireuse ou muqueuse de la cornée (molesse et flaccidité des yeux).

8° Les taches, lividités et vergetures.

9° Relachement des sphincters.

10° La froideur cadavérique.

11° La putréfaction.

(1 Voir l'ouvrage du docteur Pichard : *de la lé-thargie, ou des signes qui désignent la mort réelle de la mort apparente.* — Paris , 1830, chez Martinet, rue du Coq.)

Quand le malade cherche dans son lit, tatonne les draps, la muraille, tient les genoux élevés, les yeux larmoyants, c'est signe de mort.

Quand un malade a une plaie qui suppure, si elle se dessèche et que la suppuration s'arrête tout à coup, si elle ne reprend, c'est signe de mort.

Quand un malade est dans une grande inquiétude et agitation, qu'il ne peut se tenir en place, voulant se lever sans cesse, c'est souvent signe mortel.

SITUATION. — Quand un malade semble tomber au fond de son lit, c'est mauvais signe. †

Si le malade se découvre sans cesse, c'est signe fâcheux. †

SQUIRRHE. — Le squirrhe dégénère souvent en cancer, surtout celui de l'utérus et des mamelles. Voyez *Cancer.* †

SOIF. — La soif qui est grande, et qui ne s'éteint pas à force de boire, est souvent dangereuse. †

Si le malade a la bouche sèche et une grande soif, dans les fièvres, sans demander à boire, c'est mauvais signe. †

SOMMEIL. — Si, après le sommeil, le malade se trouve plus mal qu'avant, c'est signe fâcheux. †

Si les vieillards dorment trop, c'est mauvais signe. †

L'assoupissement profond, avec faiblesse du pouls et délire, refroidissement des mains, est mortel.

SOUPIRS. — Les soupirs aux maladies aiguës, s'ils sont entrecoupés et mêlés de fièvre, sont de mauvais présages. †

STERNUM. — La douleur fixe au sternum annonce qu'il se forme un abcès au-dessous, ce qui est mortel. †

Sueurs. — Les sueurs froides sont dangereuses. †

Sueur puante et fétide est de mauvais augure. †

Sueur de sang est mortelle dans le scorbut. ☠

Sueur survenant à une fièvre, sans que la fièvre cesse, est mauvaise. †

Sueurs abondantes pendant le sommeil sont funestes dans les maladies de poitrine. †

Sueurs visqueuses et qui viennent lentement sont très mauvaises. †

La sueur froide est toujours un fâcheux symptôme. †

Suffocation. — La suffocation par le sang est souvent mortelle. ☠

C'est encore une occasion où il ne faut pas perdre de temps, et employer, pour avoir révulsion, les bains de pieds et les sinapismes, en attendant le médecin. †

SUICIDE. — Comme la mort n'est pas joujours instantanée, et que les malheureux qui tentent par ce moyen de perdre corps et âme, peuvent encore recevoir le pardon du Seigneur, s'ils se repentent avant la mort, c'est une œuvre méritoire de tâcher de les secourir, quand il en est temps encore. Si une personne se coupe le cou avec un rasoir, on peut la faire parler, en inclinant la tête sur la poitrine, et par ce moyen fermant le passage à l'air.

Dans l'asphyxie, il faut aussitôt soumettre la personne à l'action de l'air.

Dans l'empoisonnement par les acides, le malade meurt spontanément.

Il en est de même dans certaines blessures du cœur ou de l'estomac par une arme à feu.

SYNCOPE. — Toute syncope est dangereuse, et souvent signe de maladie du cœur. †

La sueur froide et gluante qui complique la syncope est un signe dangereux. †

TAILLE. — L'opération de la taille met les jours de l'opéré en danger, et il doit se mettre en état de grâce. †

Chez celui qui a subi l'opération de la taille, s'il arrive une grande fièvre, le ventre tendu et le délire, c'est signe mortel.

La suppression d'urine est mortelle à celui qui a été opéré par la taille.

TENESME. — Le tenesme qui complique certaines maladies est dangereux. †

Le tenesme peut causer l'avortement aux femmes grosses. †

TUMEURS. — Les tumeurs dont la matière est repoussée au dedans sont d'un mauvais présage. †

ULCÈRE. — Si un ulcère considérable se dessèche tout à coup, c'est signe dangereux. †

Si une maladie succède à la guérison d'anciens ulcères aux jambes, ou d'un cautère fermé, sans prendre les précautions nécessaires, elle se termine bien souvent par la mort. †

9

URINES. — L'urine dont le sédiment est noir est mortel. ☠

La diminution des urines, dans les maladies aiguës, est mauvais signe. †

Si le malade rend ses urines sans s'en apercevoir, c'est signe funeste. †

L'urine grasse, huileuse, est un signe très dangereux. †

L'urine trouble et puante est mauvais signe. †

L'urine qui contient du pus est signe d'abcès interne. †

Si le malade urine du sang, dans une blessure, c'est signe que quelque partie essentielle est blessée. ☠

L'urine qui est mêlée de sang, de pus ou

de couleur extraordinaire, est un signe fâcheux, selon les maladies. †

VARIOLE ou PETITE VÉROLE.

Cette maladie, heureusement plus rare depuis la découverte de la vaccine, est presque
toujours mortelle après l'âge de puberté. †

Un flux immoderé d'urine est dangereux
dans la petite vérole. †

Quand il survient dans la petite vérole un
crachement de sang, grande douleur de tête,
chaleur brûlante, toux, convulsions et pouls
interrompu, avec les extrémités froides, c'est
signe mortel.

Le flux de sang est très dangereux dans la
petite vérole. †

Le mouvement convulsif de la mâchoire inférieure est un signe mortel.

L'esquinancie qui vient compliquer les autres symptômes de la variole est dangereuse. †

Les inquiétudes et les pleurs, avec urines sanglantes, annoncent une fâcheuse terminaison dans la variole. †

Les boutons qui ne sortent pas bien, ceux qui ont l'air de rentrer, ou qui ont une couleur noire, avec hémorrhagie du nez, des organes de la génération, sont de mauvais signes dans la variole. †

Le délire précède la mort dans la variole. †

L'enflure du visage est signe fâcheux, à moins que quelque crise ne vienne soulager le malade. †

Le scorbut qui complique ou suit la variole est mortel. †

VÉNÉRIENNE. — (maladie)

Cette honteuse maladie est rarement mortelle, étant une punition du péché. On la voit revêtir mille formes qui détruisent lentement les sources de la vie, laissant aux pécheurs le temps de faire pénitence ; heureux quand ils en profitent pour se réconcilier avec le Dieu de miséricorde. †

VESSIE. — Quánd un malade a uné inflammation à la vessie il est en danger, Si le délire survient, avec insomnie, le péril est plus grand ; s'il y a totale suppression d'urine, la mort arrive bientôt.

Dans les blessures de la vessie qui, en général sont fort graves, le hoquet et le délire pronostiquent une mort prochaine. 🕱

VISAGE. — Le malade qui a le nez pointu, les yeux enfoncés, les oreilles froides et retournées, la peau du front dure, ridée et tendue, la couleur du visage livide et plombée, est en danger de mort. 🕱

Changer souvent de couleur, dans les maladies aiguës, est de mauvais présage. †

L'extrême pâleur, la noirceur et la lividité du visage et des extrémités, sont de mauvais signes. †

Le visage fort rouge dans les maladies, avec des sueurs et des marques de tristesse, est un mauvais signe. †

Lorsque dans les maladies de la tête, la face et les yeux expriment la frayeur, c'est signe dangereux. †

Voix. — La voix tremblante, dans une longue maladie, avec cours de ventre, est un mauvais signe. †

Quand la voix baisse et que la faiblesse augmente, la mort est proche. 🕱

Une parole brève et brusque, quand cela n'est pas l'habitude du malade, est signe fâcheux. †

Vomique. — La vomique est un abcès qui peut crever tout-à-coup et causer la mort. 🕱 †

Vomissement. — Tout vomissement de sang est dangereux. †

Il en est de même du vomissement de pus.

Le vomissement noir et puant est toujours de mauvais augure. ☠

Le vomissement qui dure longtemps, est dangereux. †

Il est dangereux de faire des efforts pour vomir, sans rien rendre. †

Les vomissements de matières porracées, livides, rouillées et fétides, sont mortels. ☠

Le hoquet après le vomissement est dangereux. †

Le froid extrême après le vomissement est dangereux. †

La tension au ventre après le vomissement est dangereuse. †

Le vomissement des matières stercorales est souvent mortel. ☠

Le vomissement dans la hernie, est signe que le malade est en danger. †

Le vomissement de sang, qui est accompagné de fièvre et de grande douleur de poitrine ou vers le dos, est signe mortel. ☠

Si la convulsion succède au vomissement, le malade est en danger. †

YEUX. — dans une maladie, si les yeux se trouvent comme remplis de sang épanché hors des vaissaux, c'est un signe mortel et surtout dans la variole. ☠

Les yeux qui ne laissent voir que le blanc, indiquent une maladie du cerveau (quand ce n'est pas habitude). †

Les yeux qui se retournent en haut et se retirent d'un ou d'autre côté, si la langue bégaye, sont signes mortels. ☠

Le larmoiement dans la fièvre typhoïde, et dans les fièvres qui durent depuis long-temps, est signe funeste. ☠

Les yeux cérnés de noir dans le choléra-morbus sont signes fâcheux. †

IVRESSE. — Si un homme perd la parole, dans l'ivresse, s'il reste froid et que rien ne soit capable de le réchauffer, il doit mourir. †

L'ivresse par l'eau-de-vie est plus dangereuse que celle du vin. †

Dans l'ivresse, les convulsions, le coma et l'apoplexie conduisent à la mort. ☠

FIN DES PRONOSTICS.

VOCABULAIRE

DES TERMES DE MÉDECINE QUI SE TROUVENT DANS CET OUVRAGE ET DONT L'INTELLIGENCE EST NÉCESSAIRE AU LECTEUR.

A.

Abdomen. — Le ventre dont les côtés prennent le nom d'hyppocondres. Le droit correspond au foie, le gauche à la rate.

Abcès. — Tumeur contre nature, qui renferme du pus. Synonymes, dépos, apostème.

Aiguë (maladie) se dit d'une maladie qui fait de grands progrès et est dans toute sa vigueur.

Angine, ou esquinancie. — Inflammation de la gorge et des voies aériennes.

Anévrisme. — Tumeur produite par la dilation d'une artère ou dans un autre sens, maladie du cœur par la dilatation d'un ou plusieurs de ses cavités,

Apoplexie. — Maladie presque toujours mortelle, caractérisée par la diminution ou la perte de la sensibilité extérieure, la cessation plus ou moins complète du mouvement, et par un état sporeux. Celle qui est légère prend le nom de corps dé sang.

Artère. — Vaisseau qui, du cœur, porte le sang dans toutes les parties du corps. Il retourne ensuite au cœur par les veines.

Ascite. — Hydropisie, amas d'eau.

Asthme. — Maladie caractérisée par une grande gène dans la respiration, accompagnée de sifflements.

Atrophie. — Maigreur extrême, marasme.

B.

Bile. — Humeur dont la sécrétion se fait dans le foie, indispensable à la digestion. Il n'y a que sa trop grande abondance qui peut produire des maladies.

Bubon. — Tumeur dure, accompagnée de chaleur ; qui vient aux parties glanduleuses de l'aine, de l'aisselle, au cou, dans la peste, les fièvres, les scrofules, et qui est souvent un symptôme de la maladie honteuse qui afflige les débauchés. Quand le bubon est entouré d'un cercle noir, c'est une marque qu'il est pestilentiel.

C.

Cachexie. — Mauvaise disposition du corps, qui le rend comme bouffi, pâle, livide et tendant à l'hydropisie.

Calcul. — Pierre qui s'engendre dans la vessie ou dans d'autres parties du corps.

Calleux. — Callosité, dureté aux bords des ulcères.

Cancer. — Tumeur dure, inégale, de couleur livide et cendrée, entourée de vei nes tortueuses, gonflées, fort douloureuses, qui répand une odeur particulière, qui finit par s'ulcérer et ronger les chairs voisines. Il est souvent incurable, car, comme il dépend d'une disposition particulière, s'il est enlevé par une opération, il se reproduit dans une autre partie.

Cardialgie. — Douleur violente vers la région du cœur, à l'orifice supérieur de l'es tomac.

Carus. — Maladie soporeuse, assoupisse ment profond qui tient le milieu entre le coma et l'apoplexie.

Catarrhe. — Fluxion d'humeur sur une partie.

Céphalalgie. — Douleur de tête, mi graine.

Céphalée. Douleur de tête invétérée.

Charbon. — Tumeur livide et noire accompagnée de chaleur brulante et de douleur.

Choléra morbus. — Maladie violente dont le principal symptôme est un vomissement bilieux et abondant, ou une diarrhée fréquente. Il est quelquefois épidémique.

Chronique. — Maladie invétérée ou qui dure longtemps.

Colique. — Douleur plus ou moins violente dans les intestins.

Coma. — Maladie soporeuse, assoupissement.

Convulsions. — Contraction violente et involontaire de tout le corps ou de quelques unes de ses parties.

Crise. — Changement subit qui arrive dans une maladie.

Cours de ventre. — Flux, diarrhée.

Conserve. — Synonyme d'extrait.

D.

Déglutition. — Action d'avaler les boissons, les aliments.

Déjections. — Évacuation, excréments.

Délire. — Aliénation, dépravation d'esprit, avec ou sans fièvre.

Démence. — Stupidité, perte de raison, de mémoire.

Descente. — Hernie.

Diabetès. — Flux copieux d'urines, accompagné de grande soif.

Dyaphagme. — Muscle rond et plat qui sépare la poitrine du ventre.

Diarrhée. — Cours de ventre, dévoiement, évacuation.

Drastique. — Purgatif violent.

Dyssenterie. — Flux de ventre, mêlé de sang et accompagné de douleurs.

Dyspnée. — Difficulté de respirer.

Décoction. — Action de faire bouillir une plante.

Diurétique. — Ce qui fait uriner.

E.

Erysipèle. — Tumeur superficielle de la peau, d'un rouge vif, accompagnée d'inflammation.

Épilepsie. — Vulgairement haut-mal.

Excrétion. — Action par laquelle la nature pousse au dehors ce qui lui est nuisible.

Expectoration. — Crachement.

F.

Fièvre. — Mouvement déréglé de la masse du sang, avec fréquence du pouls, frissons, chaleur.

Fistule. — Ulcère sinueux dont l'entrée est extrêmement étroite.

Flux de ventre. — Cours de ventre, dévoiement.

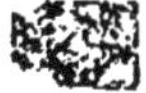

10*

Fomentation. — Synonyme d'application, onction.

G.

Gangrène. — Mortification des parties molles.

Gastrite. — Inflammation de l'estomac.

H.

Haut-mal. — Nom vulgaire de l'épilepsie.

Hémorrhagie. — Perte de sang.

Hernie. — Tumeur externe, formée par la sortie de quelques viscères en dehors du bas ventre.

Humeurs froides. — Nom vulgaire des scrofules.

Hydrophobie. — Rage.

Hydropisie, — Maladie formée par l'accumulation des eaux dans une partie,

Hystérie. — Maladie nerveuse ayant siége dans l'utérus.

I.

Ictère. — Ou jaunisse, maladie causée par la trop grande abondance de bile.

Iscurie. — Suppression d'urine.

L.

Larynx. — Partie supérieure de la trachée artère, voies aériennes.

Liniment. — Médicament liquide qui sert à appliquer sur la peau.

Lipothimie. — Faiblesse extrême.

Luxation. — Déplacement d'un os, Foulure.

M.

Marasme. — Consomption, maigreur extrême.

N.

Névralgie. — Maladie nerveuse.

Nostalgie. — Maladie du páys, ennui, tristesse.

O.

Obstruction. — Obstacle qui se trouve dans les vaisseaux des viscères.

OEdème. — Enflure, gonflement de la peau.

Ophthalmie. — Inflammation des yeux.

P.

Paracentèse. — Ponction.

Paralysie. — Privation de mouvement dans une partie.

Péripneumonie ou *Pneumonie.* — Inflammation des poumons.

Peste. — Maladie épidémique très maligne, très contagieuse.

Phlegmon. — Tumeur contre nature, contenant un sang purulent.

Phlogose. — Inflammation interne ou externe, gonflement inflammatoire.

Phrénésie. — Inflammation du cerveau et de ses membranes, désignation vulgaire de la méningite ou encéphalite.

Phthisie. — Consomption, maigreur, pulmonie, maladie de poitrine.

Pléthore. — Réplétion.

Plèvre. — Membrane interne qui tapisse toute la capacité de la poitrine.

Pleurésie. — Inflammation de la plèvre.

Pouls. — Battement de l'artère du poignet, indice d'un bon état de la circulation, qui exige un équilibre parfait dans toutes les fonctions des organes, et dont le contraire caractérise la fièvre.

Prostration. — Accablement, grande faiblesse.

Pronostic.— Jugement d'une maladie par les signes qui l'ont précédée ou qui l'accompagnent.

Pthyalisme. — Salivation, flux de bouche.

Pulmonie. — Maladie du poumon, phthisie.

R.

Rage. — Hydrophobie.

Ralement. — Bruit qui se fait entendre dans la respiration des malades, par la rencontre de l'air et des mucosités qui sortent des voies aériennes.

Reins ou *Rognons.* — Organes où l'urine est séparée du sang pour aller à la vessie.

Rhumatisme. — Inflammation des muscles ou des enveloppes des organes.

S.

Sécrétion. — Séparation des humeurs d'avec la masse du sang.

Scorbut. — Maladie occasionnée par une dégénération et un affaiblissement général des forces vitales, souvent le résultat des privations ou de la misère, des écarts de régime caractérisés par des ulcères livides aux jambes, aux gencives, des taches à la peau, l'enflure, l'hémorrhagie, etc.

Scrofules ou *Strumes.* — Vulgairement *Humeurs froides.*

Etat de détérioration générale de l'économie animale dont les symptômes sont assez connus; maladie plus particulière au premier âge. Elle est aux enfants, sauf les symptômes, ce que le scorbut est aux vieillards.

Sédiment. — Dépôt des urines, hypostase.

Soporeux. — Qui excite le sommeil, ou qui lui est relatif.

Spasme. — Convulsions.

Sphacèle. — Mortification, dernier état de la gangrène.

Strangurie. — Envie continuelle d'uriner, avec chaleur et cuisson.

Symptôme. — Accident contre nature, qui accompagne une maladie.

Superpurgation. — Evacuation violente.

Syncope. — Défaillance subite, avec pâleur et refroidissement, suspension presque complète de la respiration et de la circulation.

T.

Tenesme. — Envies continuelles et presque inutiles d'aller à la selle.

Tonique. — Fortifiant.

Tumeur. — Elévation contre nature sur quelque partie du corps, produite par accumulation de sang, d'humeur ou de graisse.

Tympanite. — Hydropisie causée par des vents.

Typhus. — Peste, contagion.

V.

Vaccine. — Préservatif assuré de la variole.

On ne saurait trop engager MM. les pasteurs dont la charité est si grande, à seconder les médecins pour les aider à déraciner encore un reste de préjugé funeste, qui, surtout chez les gens de campagne, empêche de faire vacciner un enfant qui, ayant la variole (petite vérole), peut la communiquer à tout un village.

Variole, ou petite vérole. — Maladie assez connue et qui est contagieuse, dont la vaccine est un préservatif assuré.

Verrues ou porreaux. — Excroissances qui viennent aux mains et ailleurs.

Veine. — Vaisseau sanguin, destiné à porter le sang, des artères au cœur.

Vermifuge. — Remède contre les vers.

Viscères. — Entrailles. Parties internes, organes nécessaires à la vie.

Vomique. — Abcès dans le poumon.

N. B. Voir, pour plus de détails, le *Dictionnaire de Santé*, du même auteur, 1 vol., prix : 1 f. 50;
chez LERICHE, libraire, place de la Bourse, 13,
et chez l'auteur, médecin-consultant, rue Borda-
Saint-Martin, 3.

REMÈDES

ÉPROUVÉS ET DE PRÉPARATION FACILE , POUR
CERTAINES MALADIES PEU GRAVES, QUE MM. LES
CURÉS, SURTOUT CEUX QUI HABITENT LA
CAMPAGNE, PEUVENT CONNAITRE ET
AVOIR CHEZ EUX.

DES PLANTES.

> Le Très-Haut a fait sortir de terre
> tout ce qui guérit, et l'homme sage
> ne dédaignera pas ce secours.
>
> *L'Ecclésiastique*, ch. 28, v. 4.

Nous voyons d'après la sainte écriture
que Dieu ayant fait sortir de la terre les
plantes nécessaires aux besoins et à la guérison des maladies de l'homme , ordonne de
ne pas négliger ce secours. Le ministre du
Seigneur, qui a le bonheur de vivre dans un
endroit éloigné du tumulte des villes , peut
exercer sa charité en se rendant utile aux

pauvres, et se procurer ainsi une des plus douces jouissances de la vie, par la contemplation des merveilles de la nature.

Pline se plaignait que pour un simple mal de doigt, on mettait, de son temps, à contribution les rives de la Mer-Rouge, tandis que les vrais remèdes se trouvent partout, même à portée de la classe la plus indigente. (Pline, liv. 24, chap. Ier.

Jean Provost, professeur de médecine à Paris, en 1600, démontra que sans emprunter des secours étrangers, on peut, en tout pays, guérir les malades avec les remèdes qui y croissent. Pour justifier ce principe, nous allons donner ici la nomenclature de quelques plantes qu'il serait bon de cultiver, ou d'avoir chez soi.

ABSINTHE.

L'infusion de ses feuilles guérit la jaunisse, elle est tonique, aromatique, vermifuge. On en prépare un extrait, de cette façon. Cuisez quantité de cette plante dans de l'eau de fontaine (ou si la chose était possible, dans de l'eau de rosée tombée du ciel), jusqu'à ce qu'elle soit réduite en bouillie. Coulez cela par un linge, dans un vase, et recuisez jusqu'à consistance de miel clair. Serrez dans un pot de terre, pour le besoin. On en prend avec la pointe d'un couteau, gros comme une noisette, dans du vin blanc, pour les vers, les faiblesses d'estomac qui ne dépendent pas d'irritation de cet organe. Un long usage de cette plante guérit la goutte, mais il ne faut pas en donner aux personnes nerveuses.

ANGÉLIQUE.

Cette plante précieuse est peu employée aujourd'hui en médecine, pourtant elle possède de grandes vertus. Elle convient dans toutes les maladies où il est nécessaire de fortifier, son action est particulière sur l'estomac, elle est fébrifuge, digestive et aromatique ; pour résister à la contagion, on en fait macérer les racines dans du vinaigre pour les approcher des narines. On jette la racine pulvérisée sur les habits.

ASPERGES.

La racine est fort apéritive, provoque les urines. Son sirop est employé dans les maladies du cœur, dont elle arrête les palpitations.

AIL.

L'ail est un excellent vermifuge et préservatif de la contagion ; mais il faut le manger cuit. Il a été employé avec succès dans l'asthme.

ANIS.

L'anis est employé dans la colique venteuse, il est bon pour les faiblesses d'estomac, pour augmenter la sécrétion du lait aux femmes.

AVOINE.

La farine d'avoine est employée dans les cataplasmes émolliens. On prépare avec le gruau, une boisson pectorale et adoucissante propre aux personnes échauffées et maigries par de longues maladies.

BARDANE.

On emploie les feuilles de bardane bouillies dans le lait, pour appliquer sur les articulations des goutteux. On les applique aussi sur les vieux ulcères et les plaies aux jambes. La décoction de la racine se donne dans les maladies de la peau, les dartres, ulcérations, etc.

CAMOMILLE.

La camomille réduite en poudre est un excellent fébrifuge. Sa décoction se donne dans les indigestions, les coliques venteuses. A l'extérieur, elle sert à laver les ulcères et les plaies. On l'administre avec succès dans les fièvres à la dose de 1 gramme en poudre, quatre à cinq fois le jour avant l'accès. Elle peut remplacer avec avantage le Quinquina ou le sulfate de quinine, qui est trop cher pour de malheureux paysans, ce qui arrive souvent à la fin d'un été brûlant, à l'époque où, dans les campagnes, les fièvres revêtent un caractère épidémique. (Il est bon de dire que c'est de l'*Anthemis nobilis*, dont il est ici question).

CONSOUDE (grande).

La poudre de cette racine, prise avec du vin, arrête le crachement de sang. Sa décoction est adoucissante, bonne pour la diarrhée et même la dyssenterie. Dans la peste qui régna à Bâle, l'an 1668, on ne trouva point de meilleur remède pour le charbon, que cette racine broyée et appliquée dessus.

COQUELICOT.

Les fleurs de coquelicot se donnent dans les tisanes pour calmer la toux; elles sont très-adoucissantes. La décoction sert à laver les yeux, quand il y a inflammation; elle fait passer les verrues en les frottant de son jus jaune, chaque soir.

CHICORÉE.

Il y en a de plusieurs sortes. Elles sont généralement employées pour purifier le sang, et dans les maladies du foie, soit comme aliment, ou comme remède.

FOUGÈRE.

La fougère est un excellent vermifuge. On

l'administre en lavement, en décoction, une poignée en infusion avec du miel, pour les vers des petits enfants, ou bien en poudre pétrie avec du miel.

FUMETERRE.

L'eau distillée de fumeterre est très bonne pour l'éclaircissement de la vue. Sa poudre bue en bouillon, fortifie l'estomac. Peyrilhe en recommande l'usage dans la cachexie, l'hyppocondrie, la mélancolie, la goutte, la gâle, l'inappétence, les digestions lentes, les dartres, les vers. Il la considère comme tonique, balsamique, corroborante, laxative, emménagogue. Rivière fait mention d'un Ictère avec vomissement, guéri par le suc de cette plante.

FRAISIER.

La racine de fraisier est diurétique et dépurative. Le jus de fraises enlève les taches et boutons du visage, quand on s'en lave matin et soir. Son suc étendu dans l'eau, avec du sucre, compose une boisson salutaire rafraîchissante et anti-putride. Linné a dit qu'il éprouvait rarement des attaques de goutte, depuis qu'il faisait un usage fréquent des fraises. Gilibert a vu des phthisiques évidemment soulagés en mangeant souvent de ce fruit. Hoffman cite des faits analogues.

GENIÈVRE.

Le Genièvre, au rapport des anciens, possède de grandes vertus. Il est certain que son extrait facilite la digestion, guérit la jaunisse qui ne dépend pas d'affection grave du foie, chasse les vents et fait mourir les vers.

GENTIANE.

La grande gentiane (*Gentiana Lutea*) étant infusée à froid, compose une boisson tonique et favorable aux scrofuleux. Elle est fébrifuge et stomachique, facilite la digestion. Boërhave la donnait avec succès, dans la goutte et les affections calculeuses. Elle résiste à la gangrène et tue les vers.

GRATIOLE.

La Gratiole, vulgairement *herbe au pauvre homme*, est un purgatif drastique, qui doit être employé avec prudence, à la dose de un à deux gros, en infusion. Tournefort ordonnait une demi-poignée de ses feuilles, avec 60 grammes de manne, dans demi-setier d'eau; faire légèrement bouillir et passer, pour médecine, dans la fièvre bilieuse, les maladies de la peau, la cachexie, la mélancolie, les affections vermineuses, les scrofules, la syphilis; ou l'infusion de ses feuilles dans du lait, contre l'hydropisie.

GAIAC.

Le Gaïac, qui a été surnommé bois saint

possède de très-grandes propriétés : il est tonique et sudorifique, employé avec succès dans les maladies de la peau. Le Gaïac a été avant la découverte du mercure, un très-grand spécifique de la maladie vénérienne, recommandé par les plus célèbres médecins Vasalva Morgani. Il est aussi très-bon pour le rhumatisme, la goutte des articulations. De plus, il offre l'avantage d'être très-bon marché.

HOUBLON.

Le Houblon en infusion coupé avec du vin, forme une boisson très salutaire aux scrofuleux et aux hydropiques.

HYSOPE.

L'Hysope, dont l'écriture sainte fait mention, est indiqué dans l'asthme humide des vieillards, et même dans la phthisie pulmonaire, pour provoquer l'expectoration. Il est tonique dans les maladies de l'estomac, causées par l'inertie de ses vaisseaux, dans la jaunisse, l'hystérie, l'hypocondrie.

JUSQUIAME.

La Jusquiame noire (*Hyosciamus niger*) est employée avec grand succès pour calmer les douleurs de l'inflammation, en cataplasmes ou en lotions dans l'érysipèle, la goutte des articulations, les hémorrhoïdes, les engelures, le panaris. Les paysans dans certains pays, l'appellent hannebane. Gélibert dit avoir vu guérir avec son extrait, certaines épilepsies, la manie, la paralysie, les convulsions, les palpitations de cœur.

LAITUE.

La Laitue est très calmante, son eau distillée est très bonne dans les maladies des yeux. Mangée en salade ou cuite elle tempère l'ardeur du sang et provoque l'urine.

LIERRE TERRESTRE.

Cette plante possède de très grandes vertus dans les affections de poitrine, en tisane associée à l'hysope, ou en poudre dans du bouillon. Elle est tonique et provoque l'urine.

MENTHE.

Les feuilles de menthe cuites dans du vin forment un excellent remède pour appliquer sur les plaies. Ceux qui ont perdu l'odorat, le recouvreront en flairant souvent de cette herbe broyée. Appliquée sur les mamelles endurcies par le lait, elle le résout et empêche qu'il ne se fige. Linné, dans le même cas, faisait prendre quelques gouttes de son huile essentielle sur du sucre. C'est un excellent tonique à petite dose. On peut la prendre en infusion sucrée, et coupée avec du lait.

MÉLISSE.

Cette plante est cordiale et anti-spasmodique, recommandée dans l'hystérie, les palpitations de cœur, les coliques.

MAUVE.

La mauve et la guimauve servent à faire des cataplasmes émolients à l'intérieur et en décoction légère; elle est très adoucissante, coupée de lait ou sucrée.

ORVALE.

L'orvale (salvia sclarea), vulgairement *toute bonne.*

C'est une plante espèce de sauge qui possède, selon les gens de la campagne, de très grandes propriétés en cataplasmes. Elle est très bonne aux inflammations, pour tirer les échardes et sur le panaris. Toute la plante fraiche, pilée et appliquée sur les coupures, les ulcères, les plaies anciennes et rebelles, produit un effet admirable.

OIGNON, OSEILLE.

L'oignon associé à l'oseille, le tout cuit en cataplasme, sert à faire murir les abcès et tumeurs qui ont besoin d'être promptement en état d'être ouvertes; car c'est un préjugé d'attendre que la partie soit désorganisée par le pus, avant de l'ouvrir par incision. L'oignon est encore un très bon remède, appliqué sur les brûlures récentes et les engelures.

PARIETAIRE.

La pariétaire est un des diurétiques les plus efficaces dans les maladies des reins et de la vessie, en lavement, en boisson et en fomentation.

PIVOINE.

La pivoine est très calmante, employée

tant à à l'intérieur qu'à l'extérieur; sa racine fraiche, pendue au cou, peut guérir l'épilep-sie. Tissot a constaté son efficacité dans le traitement des maladies convulsives.

ROMARIN.

Cette plante, dont on ne devrait pas se pas-ser, est un excellent tonique et aromatique, puissant pour résister à la contagion. Elle agit avec beaucoup d'énergie sur le système nerveux. Infusée dans du vin, elle augmente la transpiration. L'eau ou les feuilles qui ont été mises en macération, fortifie la vue. On sait qu'elle fait la base de l'eau de la reine de Hongrie, dont je donne ici la véritable composition tirée d'un manuscrit composé par une personne charitable.

« *Eau de la reine de Hongrie.* Cette eau
» porte le nom d'une vénérable princesse, la-
» quelle s'en est servie heureusement, comme
» elle le témoigne par ses écrits, dont voici
» une copie véritable.

» En la cité de Bude, au royaume de Hon-
» grie, du douzième d'octobre 1652, se
» trouve écrit la présente recette, dans le
» bréviaire de la sérénissime Isabelle, reine
» dudit royaume. Nous, dona Isabelle, reine
» de Hongrie, étant âgée de soixante-douze
» ans, fort infirme et goutteuse, ayant usé un
» an entier de la suivante recette, laquelle
» j'obtins d'un hermite que je n'avais vu, et
» n'ai pu voir oncque depuis ; qui fit tant
» d'effet en mon endroit, qu'en même temps
» je guéris et recouvré mes forces, en sorte
» que paraissant belle à chacun, le roi de
» Pologne voulut m'épouser, ce que je re-
» fusai pour l'amour de monseigneur Jésus-
» Christ et de l'ange duquel je crois que j'ob-
» tins cette recette qui est de l'eau-de-vie
» distillée quatre fois deux livres, des cimes
» et fleurs de romarin vingt-deux onces, que
» l'on mettra dans un vase bien bouché, l'es-
» pace de cinquante heures, et puis mettra
» le tout dans un alambic pour le distiller
» encore une fois la semaine, le poids d'un

» drachgme (un gramme) dans un bouillon
» de viande. On s'en lavera le visage et l'on
» s'en frottera le mal ou les membres infir-
» mes. Ce remède renouvelle les forces, fait
» bon esprit, nettoye toutes les macules du
» cuir, fortifie les esprits vitaux en leur état
» naturel, restitue la vue et la conserve,
» alonge la vie. Il est excellent pour l'esto-
» mac et pour la poitrine, en s'en frottant
» par-dessus. Tout ce que j'ai dit, je l'ai tiré
» d'un livre tout écrit de la main de sa ma-
» jesté l'impératrice dona Maria, fille de
» l'empereur Charles-Quint, lequel, après sa
» mort, me fut représenté par une de ses
» demoiselles qui l'avait en son pouvoir, et
» l'ai copié de ma main, d'autant qu'il y
» avait d'autres secrets. L'original porte ce
» que dessus. Quand on se servira du pré-
» sent remède, il ne faut pas le faire chauf-
» fer, parce que les esprits les plus subtils
» s'évaporeraient. »

Manuscrit de 1690.

ROSE.

La rose, qui charme nos bosquets et nos jardins, jouit encore de nombreuses vertus médicales. Le sirop de rose est un purgatif doux, convenable à la dose de soixante grammes pour les personnes délicates et irritables, ou bien deux à trois grammes en poudre dans du vin blanc ou du bouillon. L'eau de roses est très bonne dans les maladies des yeux. La conserve de roses est fortifiante et digestive.

RUE.

La rue se donne en infusion théiforme, une pincée dans deux ou trois tasses d'eau. Dans les affections hystériques et vermineuses, la décoction des feuilles est un excellent gargarisme pour les gencives scorbutiques.

SAUGE.

La sauge est une plante qui peut remplacer, même avec avantage, le thé que nous allons chercher bien loin, et dont elle possède toutes les vertus. Elle est vulnéraire, céphalique, aromatique et digestive cordiale ; en gargarisme, infusée à froid dans du vin dans le scorbut et les affections des gencives. Les Chinois aiment tant la sauge, qu'ils s'étonnent que les Européens viennent chercher le thé dans leur pays, pendant qu'ils possèdent une plante aussi excellente. Ils donnent aux Hollandais deux et trois caisses de thé pour une de sauge. On fume la sauge comme du tabac, pour chasser le mauvais air.

SUREAU.

Le suc de sa racine, et surtout son écorce moyenne, est utile dans l'hydropisie. La fleur est sudorifique, facilite l'expectoration à l'extérieur, sa décoction est résolutive. Enfin toute la plante jouit des plus grandes vertus.

TANAISIE.

Cette plante possède les mêmes vertus pour les maladies des femmes que l'armoise et l'absinthe. Elle est un excellent remède pour chasser les vers du ventre ; ayant soin de la faire bouillir dans du lait, ou bien en décoction pour un lavement, à la dose d'une poignée. On prétend qu'elle est très bonne pour briser la pierre et faciliter l'accouchement.

TUSILLAGE.

La décoction des fleurs de tussilage, vulgairement *pas d'âne*, est employée avec un grand succès dans les maladies de poitrine, surtout dans celles qui tiennent, à une disposition scrofuleuse. Cette plante, dit Bodard, est un des meilleurs spécifiques des scrofules. Et donnée conjointement avec l'hysope, elle facilite l'expectoration dans le rhume et le catharre pulmonaire.

VALERIANE.

La décoction de cette plante provoque l'urine et la transpiration, est un fébrifuge excellent. Elle a été donnée avec succès dans l'épilepsie, les vertiges et l'hypocondrie ; sa dose est d'un gros en décoction ou en poudre. Le docteur Chrichton a guéri, par ce moyen, une épilepsie qui, depuis sept ans, résistait à toutes sortes de remèdes.

VERONIQUE.

C'est encore une plante qui remplacerait le thé, mais moins efficacement que la sauge. Elle est bonne dans les indigestions, pour les maladies de poitrine, et, en décoction, pour laver les plaies et vieux ulcères.

VIOLETTE.

Cette plante, très adoucissante, se donne avec succès dans les maladies de poitrine ;

son sirop est légèrement purgatif; sa décoction peut remplacer la guimauve et produit le même effet.

Après les remèdes tirés des plantes, je vais donner quelques remèdes éprouvés et de préparation facile.

L'archange Raphaël se servit du fiel d'un poisson pour guérir les yeux du vieux Tobie.

Pilules purgatives.

Prenez : Aloès, ... ,
    Résine de jalap. . . . .
    Extrait de coloquinte. } de ch. 1 gr,
    Gomme-gutte. . . . .
    Rhubarbe. . . , . . .

Réduisez en poudre et mêlez avec l'extrait de coloquinte pour faire quarante pilules, en prendre de deux à quatre par jour, avec bouillon aux herbes pour purger.

13

Pour le mal de dents.

Prenez : Camphre. . . . . 8 gram.

Essence de térébenthine, 32

Faites dissoudre le camphre dans l'essence.

En mettre sur du coton une goutte, pour appliquer sur la dent malade.

Pilules pour fortifier l'estomac.

Prenez : Carbonate de fer. . . . 4 gram.

Extrait de genièvre, . . 2

Conserve de roses. . . . 1

Pour faire vingt-quatre pilules, une matin et soir.

Pommade pour guérir les dartres.

Prenez : Alun en poudre. . . . 15 gram.

Sulfate de zinc 1

Pommade rosat 60

Mêlez, pour en mettre le soir.

Autre.

Prenez : Soufre. . . . . 16 gram.

Carbonate de potasse. . 8
Axonge. 60

Pommade pour mettre sur les plaies et ulcères scorbutiques et autres.

Prenez : Minium. . . . . 4 grammes,
Calomel. 6
Axonge rosat . . . 40

Emplâtre calmant.

Coupez un emplâtre de diachylon de la grandeur que vous voudrez, selon la partie douloureuse, incorporez dans ledit emplâtre trois décigrammes d'extrait d'opium et l'appliquez sur l'endroit malade, ayant soin de le faire chauffer avant.

Cataplasme calmant.

Prenez : Mié de pain. . . . . 500 grammes.
Feuilles de ciguë. . 2 poignées.
Faites bouillir les feuilles dans du lait de vache, pour former un cataplasme et l'appliquer sur les parties douloureuses.

*Liniment employé dans les douleurs et rhuma-
tismes.*

Prenez : Huile d'amandes douces, 90 gram.
Camphre 4
Extrait thébaïque. . . . 20 centig.
Faites dissoudre, pour en mettre sur les
douleurs et recouvrir avec de la flanelle.

Remède contre la Teigne.

Prenez : Eau de chaux. . 500 gr.
Soude sulfurée, 150
Eau-de-vie. . . 8
Savon blanc . . 16 } mêlez.

On couvre la tête avec des linges trempés
dans cette préparation.

Lavement employé dans la Dyssenterie.

Prenez décoction de son ce qu'il faut et
ajoutez deux jaunes d'œufs frais.

Lavement purgatif.

Prenez : Feuilles de mercuriale, deux poignées.

Semences d'anis, une cuillerée à café.

Séné. . . . . 16 grammes.

Sulfate de soude. . . 20

Faites bouillir et passez.

Médecine ou potion purgative du curé de Deuil.

Prenez : Rhubarbe de Chine. . . . 4 gram.

Sulfate de soude. . . . 16

Feuilles de mercuriale, une poig.

Pulpe de casse. . . . . . 16 gram.

Séné 8

Faites bouillir dans deux verres d'eau, passez et ajoutez sirop nerprun trente grammes, pour prendre en deux fois le même jour, et boire du bouillon aux herbes.

Tisane pour les maladies de Poitrine, l'Asthme, la Toux.

Prenez feuilles de tussillage, de lierre terrestre, de chaque une poignée; gomme arabique en poudre, trente grammes; pulpe de

casse, seize grammes ; eau, trois chopines.
Faites bouillir et ajoutez du sucre.

Pommade contre les Hémorrhoïdes.

Prenez : Onguent populeum. . . 16 gram.
     Extrait thébaïque. . . . 1
     Jaunes d'œufs. 6
     Huile d'olives. 30

Faites un mélange dont on enduit trois fois le jour les hémorrhoïdes.

Eau médicamenteuse.

Prenez : feuilles de roses demi-livre, faites bouillir deux chopines d'eau, versez sur les feuilles de roses, laissez refroidir et ajoutez acide sulfurique deux grammes. Cette eau est employée avec succès pour laver les plaies et ulcères.

Pierre divine.

Prenez : Sulfate de cuivre,
     Nitre . . . . } de ch. 30 gr.
     Alun . . . .

Faites fondre dans un creuset, ajoutez camphre deux grammes, couvrez le pot en l'ôtant du feu, laissez refroidir et réduisez en poudre. On en met un gramme dans un verre d'eau.

C'est un excellent remède pour les maladies des yeux, ayant soin de les laver matin et soir.

Boisson diurétique.

Prenez : Vin blanc, un litre.

Sel de nitre, trente grammes.
Eau de Seltz, une bouteille.
Eau, quatre litres mêlés, pour boisson ordinaire.

Poudre hémostatique.

Prenez : Colophane. . . . . 2 parties.
Gomme arabique. . 1
Charbon. . , . . . 2

Mêlez et réduisez en poudre fine. On se sert de cette poudre pour arrêter le sang des plaies, en les couvrant avec de la charpie qui en est imbibée.

Asthme.

Le sulfate de quinine, à la dose de dix à quarante centigrammes, deux à huit grains par jour, est un très bon remède dans l'asthme, surtout celui qui n'est pas invétéré. Il faut y joindre l'usage de la tisanne d'hysope et tussilage. Purger de temps en temps avec de la manne en larmes.

Emplâtre pour calmer les Palpitations de cœur.

Faites un emplâtre de poix de Bourgogne de la largeur de la main, faites-le chauffer en ajoutant deux grammes de camphre, pour appliquer sur la région du cœur.

Flacon désinfectant.

Prenez : Acide muriatique . . . . . 120 gr.
Oxide noir de manganèse, 60
Acide nitrique 40

Mettez dans un flacon bouché en verre.

On l'ouvre de temps en temps.

Traitement de la Pierre.

Mangez chaque matin une salade d'oignons crus; boire dans la journée quatre verres d'eau de Vichy; prendre dix à douze pastilles de Vichy, chaque jour, et se purger avec les pilules purgatives, page 145.

Ce traitement a été employé vingt fois par l'auteur, et toujours avec succès, sur les hommes et sur les femmes.

Traitement spécifique de la Teigne.

Premièrement, laver la tête avec de l'eau de guimauve, ensuite y mettre des cataplasmes de farine de lin pendant deux ou trois jours, pour faire tomber les croûtes, couper exactement les cheveux et y mettre la pommade suivante sur du papier brouillard :

Pommade rosat. . . . . 30 gram.

Charbon réduit en poudre fine,   6

    Mêlez.

Il faut purger le malade avec les pilules purgatives et lui faire boire la tisane de chicorée.

INSTRUCTION POUR LES MALADES.

> Miserere mei Domine ; quoniam infirmus sum sana me Domine, quoniam conturbata sunt ossa mea.
>
> P. vi, v. ii.

Un bon malade doit faire trois choses : **SOUFFRIR**, **OBÉIR** et **MOURIR**.

† *Souffrir* pour Dieu.

† *Obéir* aux hommes.

☠ *Mourir* à lui-même.

† *Souffrir* généreusement.

† *Obéir* humblement.

☠ *Mourir* tranquillement.

† *Souffrir* tout le mal qu'on lui fait.

† *Obéir* à tous ceux qui le gouvernent.

☠ *Mourir* à tout ce qu'il craint et ce qu'il désire.

† *Souffrir* sans murmure.

† *Obéir* en chrétien.

☠ *Mourir* en saint.

† *Souffrir* acceptant tout ce qu'il plaît à Dieu de lui envoyer.

† *Obéir* faisant tout ce qu'il plait aux hommes de lui ordonner.

☠ *Mourir* rendant l'esprit au temps qu'il plaît au Seigneur de l'appeler.

ORAISON A SAINT JOSEPH,

POUR OBTENIR UNE MORT CHRÉTIENNE.

Très saint et très glorieux patriarche saint Joseph, qui avez eu la plus belle de toutes les morts, obtenez-nous la grâce de mourir comme vous (entre les bras de Jésus et Marie), afin que nous jouissions avec vous de leur compagnie dans le ciel.

† Ainsi soit-il.

TABLE.

—

REMÈDES FACILES POUR CERTAINES MALADIES PEU GRAVES, ET QUE MM. LES ECCLÉSIASTIQUES, ET SURTOUT CEUX QUI HABITENT LA CAMPAGNE, PEUVENT CONNAITRE ET AVOIR CHEZ EUX.

Remèdes tirés des plantes.

Remèdes éprouvés et de préparation facile.